CONSULTATIONS MÉDICALES FRANÇAISES

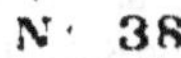

N° 38

TRAITEMENT DES CONJONCTIVITES

Par le Dr F. TERRIEN
PROFESSEUR AGRÉGÉ A LA FACULTÉ DE MÉDECINE
OPHTALMOLOGISTE
DE L'HÔPITAL DES ENFANTS MALADES

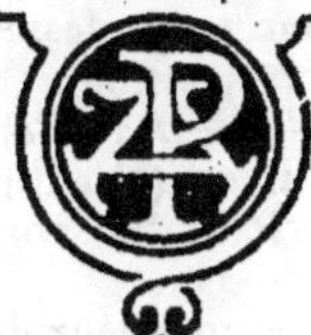

· PARIS ·
A. POINAT - EDITEUR
21 · RUE · CASSETTE · VIe

Consultations Médicales
FRANÇAISES

Chaque fascicule est vendu séparément (envoi franco). . **0 fr. 60**

1. **Les néphrites chroniques**, par le Dr Castaigne, prof. agrégé à la Faculté de médecine de Paris, médecin des hôpitaux (2e édition).
2. **Lithiase biliaire non compliquée**, par le Dr Gilbert, professeur de clinique médicale à la Faculté de médecine de Paris (2e édition).
3. **Les sténoses du pylore d'origine ulcéreuse, leur traitement par les moyens médicaux et par la gastro-entérostomie**, par MM. J. Castaigne, professeur agrégé à la Faculté de médecine de Paris, médecin des hôpitaux, et Ch. Dujarier, chirurgien des hôpitaux de Paris (2e édition).
5. **L'obésité**, par le Dr Lereboullet, médecin des hôpitaux de Paris (2e édition).
6. **Les cirrhoses de Laënnec avec ascite et leur traitement médico chirurgical**, par le Dr J. Castaigne, professeur agrégé à la Faculté de médecine de Paris (2e édition).
7. **La gastro-entérite des nourrissons**, par le Dr Moussous, professeur de Clinique médicale infantile à l'Université de Bordeaux (2e édition).
8. **La tiquose**, par le Dr René Cruchet, professeur agrégé à l'Université de Bordeaux, médecin des hôpitaux (2e édition).
9. **L'épilepsie commune** (*épilepsie dite essentielle*), par le Dr Lucien Mayet, chargé de cours à l'Université de Lyon (2e édition).
11. **Traitement du tabes**, par le Dr Paul Sainton, ancien chef de clinique à la Faculté de médecine de Paris.
12. **L'avortement**, par le Dr Rudaux, accoucheur des hôp. de Paris (2e édition).
13. **Traitement de l'urétrite chronique**, par le Dr Emile Jeanbrau, professeur agrégé à la Faculté de Montpellier.
20. **Traitement de la tuberculose pulmonaire par la tuberculine**, par le Dr F.-X. Gouraud, ancien chef de laboratoire à la Faculté de médecine de Paris.
21. **Traitement de l'angine diphtérique**, par le Dr L.-G. Simon, chef de laboratoire à l'hôpital Bretonneau.
22. **Traitement médico-chirurgical de la tuberculose du rein**, par MM. J. Castaigne, professeur agrégé, et A. Lavenant, assistant du service des maladies des voies urinaires à l'hôpital Lariboisière.
25. **L'hémophilie et son traitement**, par le Dr Marcel Labbé, professeur agrégé à la Faculté de médecine de Paris, médecin de l'hôpital de la Charité.
27. **La rétention azotée et le régime hypo-azoté au cours des néphrites**, par le Dr J. Castaigne, professeur agrégé à la Faculté de médecine de Paris, médecin des hôpitaux.
28. **Le cancer du pylore et son traitement médico-chirurgical**, par le Dr René Leriche, professeur agrégé à la Faculté de médecine de Lyon.
30. **Traitement des aortites aiguës et chroniques**, par le Dr. L. Mayet.
31. **Traitement moderne des épithéliomes et autres tumeurs malignes de la peau**, par le Dr H. Bordier, professeur agrégé à la Faculté de médecine de Lyon.

CONSULTATIONS MÉDICALES FRANÇAISES
FASCICULE XXXVIII

TRAITEMENT DES CONJONCTIVITES

Par le Dr F. TERRIEN,
Professeur agrégé à la Faculté de médecine,
Ophtalmologiste de l'hôpital des Enfants malades.

Sous le terme de conjonctivite on désigne, on le sait, l'inflammation de la conjonctive, c'est-à-dire de cette muqueuse qui, partie du bord libre de la paupière, tapisse la face profonde de celle-ci, puis se réfléchit après un court trajet, formant le cul-de-sac conjonctival, supérieur et inférieur, pour venir se terminer sur le bord de la cornée.

Il en est des conjonctivites comme des angines. Les variétés en sont multiples et nous ne pouvons essayer dans cette courte étude de les passer toutes en revue. Mais en schématisant un peu et pour les besoins de la clinique on peut les diviser en deux grands groupes, suivant que l'inflammation de la conjonctive s'accompagne ou non de tissus de nouvelle formation : de follicules, granulations, végétations, etc.

Il s'agit alors de formes un peu spéciales, à pronostic souvent réservé et comportant un traitement prolongé et variable suivant la nature et les différents stades de l'affection.

Mais à côté de ces formes hyperplasiques, il est une variété très fréquente, caractérisée par un état catarrhal de la muqueuse. C'est celle que l'on rencontre journellement et que chacun doit être à même de traiter.

Nous étudierons tout d'abord la forme la plus ordinaire, la conjonctivite catarrhale, qui est le type des conjonctivites sécrétantes.

I. — CONJONCTIVITE CATARRHALE

Elle est causée par des agents pathogènes variables, pneumocoques, staphylocoques, bacille de Weeks, bacille de l'influenza, etc., c'est en somme le rhume de cerveau de l'œil. Deux symptômes la caractérisent et se retrouvent dans toute conjonctivite aiguë : rougeur et sécrétion.

Symptômes. — La rougeur de l'œil est le premier signe qui attire l'attention ; par suite de l'injection diffuse de toute la muqueuse, tout le blanc de l'œil (la sclérotique) prend une coloration rosée. Souvent même, lorsque l'inflammation est intense, les paupières elles-mêmes sont rouges ou même légèrement œdématiées.

En outre, l'œil est larmoyant et sécrète. Dans les formes sévères, la sécrétion est assez abondante pour s'amasser dans la région de l'angle interne.

Dans les formes plus atténuées, elle se caractérise seulement par des filaments de fibrine facilement visibles dans le cul-de-sac inférieur de la conjonctive. Il suffit pour les voir d'attirer légèrement en bas la paupière inférieure, tandis qu'on recommande au sujet de regarder en haut. Le cul-de-sac inférieur apparaît en totalité.

La nuit, par suite de la rétention de la sécrétion entre les paupières, les cils sont agglutinés au réveil et recouverts de croûtes.

Le sujet se plaint de ne pouvoir ouvrir les yeux au réveil ; il est obligé de se laver. Les paupières sont *collées* le matin et cela seul permet le diagnostic de conjonctivite.

L'intensité de la sécrétion est en raison directe du degré d'inflammation de la muqueuse. Elle peut quelquefois devenir facilement purulente et nous verrons tout à l'heure la conduite à tenir en pareil cas.

Rougeur de la muqueuse et sécrétion, telle est toute la symptomatologie de la conjonctivite et le diagnostic en est facile. Il n'est pas rare, dans les formes sévères, de trouver le ganglion préauriculaire, situé au-devant du tragus, légèrement augmenté de volume et douloureux à la pression. Mais ceci n'a pas une très grande importance.

Abandonnée à elle-même la conjonctivite, si elle est bénigne, disparaît sans laisser de traces, au bout de douze à quinze jours. Mais dans les formes sévères, avec sécrétion abondante, elle peut entraîner des ulcérations de la cornée, pouvant même se compliquer de perforation de cette membrane avec toutes ses dangereuses conséquences; dans les formes purulentes, elle peut entraîner la perte de l'œil.

Il importe donc d'être prévenu afin d'instituer en temps utile le traitement convenable.

Diagnostic. — Tout d'abord, il sera facile de

reconnaître la conjonctivite. Les deux symptômes principaux que nous avons rappelés, rougeur et sécrétion de la muqueuse, permettront toujours le diagnostic et empêcheront de méconnaître l'affection. En même temps, le sujet se plaint d'une sensation de brûlure et de cuisson très vive dans la conjonctive; il éprouve la sensation de corps étranger et a comme du sable dans les yeux.

La conjonctivite reconnue, on cherchera à en déterminer la nature. La première chose à faire est de rechercher si elle n'est pas la conséquence d'un corps étranger. Nombre de conjonctivites ne reconnaissent pas d'autre origine et celle-ci même peut être ignorée du malade. On commencera donc tout d'abord par explorer les culs-de-sac de la conjonctive, supérieur et inférieur. Ce dernier est facilement visible, il suffit d'abaisser légèrement la paupière tandis que le malade regarde en haut; le cul-de-sac apparaît en totalité.

Mais le lieu d'élection des corps étrangers de la conjonctive et des paupières est le cul-de-sac supérieur, et surtout la face profonde de la paupière supérieure. Par suite de la légère convexité antérieure qu'elle présente elle constitue pour les corps étrangers un véritable lieu d'élection. 9 fois sur 10, celui-ci viendra se loger à la partie moyenne de la face postérieure, dans la légère concavité existant en ce point. Il faut, pour le mettre en évidence, *retourner* la paupière supérieure et la technique en est des plus simples. Il suffit de bien recommander au malade de regarder en bas. Saisissant alors le bord palpébral supérieur entre le pouce et l'index, le pouce en bas, l'index en haut et pressant légèrement vers le globe, tandis que le pouce par sa face charnue refoule la paupière en haut, on imprime à celle-ci un petit mouvement de bascule et la paupière se retourne en totalité. Sa face conjonctivale se présente et avec elle presque toujours le corps étranger, une particule de charbon le plus souvent, logé à la partie moyenne. Il est facile de l'enlever avec un instrument quelconque, spatule mousse, alliance, bague, etc... La seule précaution à prendre, on ne saurait trop y insister, est de recommander au patient de regarder en bas, et de le lui répéter pendant toute la durée de la petite manœuvre; car instinctivement il convulse le globe oculaire en haut et la technique devient alors beaucoup plus difficile. Une sage précaution, tandis que la paupière est saisie entre le pouce et l'index, est de maintenir, avec la main gauche placée derrière l'occiput, la tête du sujet qui cherche à fuir.

En l'absence de corps étranger, ce dernier devant toujours être recherché tout d'abord, il faudra déterminer la cause de la conjonctivite.

Un premier point importe. S'agit-il d'une conjonctivite purulente? Au terme étroit du mot toute conjonctivite, quelle qu'en soit la nature, peut devenir purulente si la sécrétion est très intense. Mais en clinique, on désigne d'ordinaire sous le terme de conjonctivite purulente la conjonctivite due au gonocoque, la conjonctivite blennorrhagique. C'est de toutes les conjonctivites la forme la plus redoutable (après la conjonctivite diphtérique, relativement rare) et qui entraîne souvent la perte de l'œil.

Déjà des phénomènes réactionnels intenses, accompagnés d'une évolution rapide et d'une sécrétion abondante, doivent faire redouter une origine blennorrhagique et instituer un traitement rigoureux.

Mais c'est surtout l'examen microscopique de la sécrétion qui lèvera tous les doutes et celui-ci ne sera jamais négligé. La technique en est élémentaire, c'est celle de l'examen du pus de l'urèthre.

A l'aide d'un fil de platine préalablement rougi dans la flamme d'une lampe à alcool et laissé refroidir pendant une trentaine de secondes, on prélève un peu de la sécrétion. Elle est étalée entre deux lames de verre, séchée à la flamme et colorée pendant quelques secondes avec une coloration basique d'aniline. On aperçoit alors au milieu de filaments de fibrine, de cellules épithéliales et de leucocytes polynucléaires, les diplocoques caractéristiques.

Leur absence permet d'affirmer à peu près à coup sûr qu'il ne s'agit pas d'une conjonctivite blennorrhagique, et même si la sécrétion est purulente, le pronostic de ce chef est beaucoup plus favorable. On trouve alors, au lieu du gonocoque, des microbes pathogènes variables, cocci, bacilles, diplo-bacilles, souvent même rien ; mais en pratique le point intéressant à retenir est la présence ou l'absence de gonocoques.

Traitement. — Ce qu'il ne faut pas faire tout d'abord, c'est de prescrire le port d'un bandeau. L'occlusion de l'œil est nocive dans toutes les formes de conjonctivites, quelle qu'en soit la nature. Elle détermine la rétention du pus entre les paupières et exagère ainsi la sécrétion et les phénomènes inflammatoires. Elle ne peut être acceptée que dans la conjonctivite blennorhagique, car l'occlusion ici ne sera jamais maintenue longtemps, l'œil devant être lavé très souvent, et elle pourra prévenir la contamination de l'œil congénère. Mais d'une manière générale on proscrira l'emploi du bandeau occlusif ; on recommandera seulement le port de verres fumés, qui protégeront l'œil contre une lumière trop vive, et aussi des lavages fréquents de l'œil avec une solution légèrement antiseptique.

Le sublimé n'est pas sans inconvénients et mieux vaut recourir à une solution très étendue d'oxycyanure d'hydrargyre (0,10 centigr. pour 1000) ou plus simplement à l'eau boriquée. Un excellent moyen, très simple, est l'usage de l'eau d'Alibour étendue (une cuillerée à café pour une tasse d'eau bouillie). En outre, on prescrira l'usage d'un collyre au sulfate de zinc, employé seul ou additionné de chlorhydrate d'ammoniaque.

La formule suivante donne des résultats excellents :

Sulfate de zinc	0,10 centigr.
Chlorhydrate d'ammoniaque . .	0,02 —
Camphre . . . . }	ãã 0,01 —
Safran . . . . }	
Eau distillée bouillie	10 grammes.

Instiller matin et soir une goutte dans l'œil malade.

Lorsque l'inflammation n'est pas très accentuée et si la suppuration n'est pas abondante, on pourra diminuer la dose de chlorhydrate d'ammoniaque et de sulfate de zinc.

Ou bien on recommandera des instillations biquotidiennes d'un collyre à l'argyrol :

Argyrol	0 gr. 50
Eau distillée bouillie	10 grammes.

Au contraire, dans les formes sévères, on prescrirait un collyre au nitrate d'argent (0^{gr},10 de nitrate d'argent pour 10 grammes d'eau distillée).

L'instillation dans l'œil d'une solution quelconque est des plus simples. Tandis qu'on recommande à l'enfant de regarder en haut, on abaisse avec le pouce ou l'index de la main gauche la paupière inférieure et, avec le compte-gouttes tenu de la main droite et qu'on presse légèrement, on laisse tomber dans le cul-de-sac conjonctival inférieur une ou deux gouttes de la solution.

L'affection étant contagieuse, on recommandera au sujet les précautions nécessaires pour éviter la propagation à l'œil demeuré sain ou aux membres de la même famille.

Le traitement varie un peu chez les nouveau-nés et les bébés de quelques mois. On s'assurera tout d'abord que la conjonctivite n'est pas la conséquence d'une blennorrhée du sac lacrymal, et pour cela on pressera avec l'index sur la région du sac afin de rechercher si cette pression ne fait pas refluer par les points lacrymaux du pus ou du muco-pus. Dans ce dernier cas, il faudrait tout d'abord soigner la blennorrhée du sac lacrymal, fréquente chez le nouveau-né et due presque toujours à l'imperforation du canal lacrymo-nasal.

II. — CONJONCTIVITE BLENNORRHAGIQUE

Dans la conjonctivite blennorrhagique, le pronostic sera toujours réservé, en raison du danger de lésions de la cornée qu'on observe dans au moins un quart de cas. Il est d'autant plus favorable que le traitement a été institué de bonne heure et rigoureusement suivi. Celui-ci est sensiblement identique quel que soit l'âge du sujet, qu'il s'agisse d'un nouveau-né ou d'un adulte. Comme la conjonctivite est beaucoup plus rare chez ce dernier, nous supposerons qu'il s'agit d'un nouveau-né.

L'affection d'ordinaire apparaît dans les trois premiers jours après la naissance, vers le deuxième et surtout le troisième jour après la naissance, et cette précocité du début est de toute importance à la fois pour le diagnostic et le pronostic. Une conjonctivite purulente débutant plus tard que le quatrième ou le cinquième jour n'est pas d'ordinaire de nature gonococcique et est par là même d'un pronostic moins grave. Et même, si le gonocoque doit être incriminé, l'affection revêt généralement une intensité moindre et le pronostic est plus favorable. La guérison est alors la règle sans complications cornéennes.

Symptomatologie. — L'affection s'annonce par l'occlusion palpébrale et par une sécrétion conjonctivale souvent jaune. Même en l'absence de coloration des téguments par le pigment biliaire, le pus conjonctival peut offrir une coloration jaune des plus intenses. Elle tient à l'existence des pigments biliaires. Voici comment on en peut faire la preuve. On dépose une goutte de pus sur un morceau de papier à filtrer, et au centre de la tache ainsi produite, une petite goutte d'acide nitrique fumant. On voit se former à la périphérie de la goutte d'acide une série de cercles de couleur comme ceux que l'on obtient lorsqu'on fait l'expérience avec de l'urine contenant des pigments biliaires.

Stade d'infiltration. — Deux ou trois jours après l'inoculation, les paupières deviennent rouges, œdémateuses, et se laissent difficilement écarter. La conjonctive est épaissie, infiltrée, tomenteuse et présente une coloration rouge framboisée. La portion bulbaire est œdématiée (chémosis) et surplombe la cornée qu'elle semble en chasser. L'œil est très douloureux ainsi que toute la région environnante, *le ganglion préauriculaire est engorgé*; une sérosité louche, sanguinolente, s'écoule avec les larmes. Il y a souvent de la fièvre.

En l'absence de toute intervention, ces divers phénomènes s'aggravent rapidement. L'œdème des paupières augmente, la peau est rouge, luisante, tendue, et l'ouverture palpébrale disparaît. Il faut, pour examiner la conjonctive et aussi la cornée qui doit toujours être soigneusement surveillée, recourir à l'écartement forcé des paupières.

Cet écartement se pratique au moyen des releveurs de Desmarres. La tête de l'enfant étant immobilisée entre les genoux on introduit avec précaution les releveurs sous les paupières.

Cet écartement forcé fait quelquefois jaillir un jet de liquide séreux, souvent déjà mélangé de pus, ou même exclusivement purulent. On ne s'approchera donc, pour examiner la cornée, qu'une fois les paupières bien écartées. On agira avec une grande douceur pour ne pas érailler l'épithélium cornéen au moment de l'introduction des releveurs.

Stade de pyorrhée. — Quelques jours après le début, les paupières se dégonflent graduellement, la tuméfaction conjonctivale diminue, et une sécrétion purulente abondante s'établit qui fuse sans cesse entre les paupières.

Blennorrhée chronique. — Après deux ou trois semaines, la suppuration se tarit peu à peu et l'affection passe au stade de *blennorrhée chronique*, caractérisé par l'aspect rouge et épaissi de la conjonctive dont la surface demeure inégale et granuleuse.

Puis, cette hypertrophie de la conjonctive disparaît à son tour (vers la dixième semaine), laissant seulement de fines cicatrices, et tout rentre dans l'ordre, à moins que des lésions cornéennes ne soient apparues au cours du stade de pyorrhée.

L'une des complications les plus redoutables et les plus fréquentes de la conjonctivite blennorrhagique est en effet l'apparition de complications cornéennes. Aussi *la cornée doit-elle être soigneusement surveillée* au cours de l'affection. Cette complication apparaît surtout lorsque le traitement a été institué trop tard.

Le début de la kératite est insidieux : un trouble léger, diffus, apparaît en un point de la cornée, généralement au niveau de la moitié inférieure, là où le pus, accumulé dans le cul-de-sac inférieur de la conjonctive, est toujours en quantité plus considérable. Ce trouble, d'abord superficiel, peut passer d'autant plus inaperçu, si on ne prend pas soin de le rechercher, que les paupières d'ordinaire tuméfiées se laissent difficilement écarter. On se servira au besoin des releveurs de Desmarres qui seront introduits avec une très grande douceur, ainsi que nous l'avons déjà recommandé, afin de ne pas risquer d'érailler l'épithélium qui recouvre la face antérieure de la cornée, et de favoriser par là l'infection de cette membrane. Si le gonflement des paupières ne permet pas de les écarter, on élargira la fente palpébrale en sectionnant l'angle externe d'un coup de ciseaux (canthotomie). L'opération détermine une saignée locale et agit, en outre, favorablement en diminuant la pression exercée sur le globe par les paupières tuméfiées.

L'infiltration de la cornée est due à la pénétration du gonocoque dans la couche épithéliale de la cornée dont il amène, par son action mécanique et surtout par l'action chimique de sa toxine, la nécrose partielle et la fonte purulente. L'*ulcération* est alors constituée. L'infiltration purulente de la cornée s'arrête, et suivant l'étendue de la perforation, un leucome adhérent se développe avec toutes ses conséquences ; la vision est perdue en partie ou en totalité.

Pronostic. — Le pronostic est toujours très grave, on le voit, puisque l'affection, presque toujours bilatérale, peut, lorsqu'elle est mal soignée, aboutir à la perforation de la cornée et à la cécité. C'est là, en effet, un des grands facteurs de la cécité. Mais au point de vue du pronostic, on peut distinguer deux formes d'ophtalmie des nouveau-nés : l'une *précoce*, qui apparaît vers le deuxième ou le troisième jour ; c'est la forme classique, dont le pronostic est relativement favorable si elle est bien soignée, mais qui peut, dans le cas contraire, aboutir à la perforation de la cornée, et qui reconnaît pour cause le gonocoque dans presque tous ces cas ; l'autre, *plus tardive*, dont l'évolution est bénigne, et désignée pour cette raison sous le nom de conjonctivite bénigne des nouveau-nés. Elle peut être la conséquence d'une infection gonococcique tardive. Mais le plus souvent elle est due au pneumocoque, quelquefois au staphylocoque, au streptocoque, au bacille de l'influenza, voire même au bactérium coli (Axenfeld), ou bien l'examen microscopique de la sécrétion demeure négatif.

Cette forme non blennorrhagique est *aussi fréquente* que la forme gonococcique. Elle est caractérisée, on ne saurait trop le répéter, par son *début tardif* et par son évolution bénigne. Contrairement à la conjonctivite blennorrhagique elle se complique rarement de lésions cornéennes ; elle disparaît rapidement et le pronostic est très favorable. Toutefois il faut se garder de trop généraliser.

Dans la forme blennorrhagique, si la perforation de la cornée n'a pu être évitée, le pronostic est toujours très grave, car il en résultera une diminution considérable de l'acuité visuelle, souvent même la cécité.

Mais si la perforation ne s'est pas faite, il faut se garder de porter un pronostic trop défavorable. Sans doute, dans les premières semaines, au fur et à mesure que l'ulcération se comble par un tissu de cicatrice, celle-ci fait place à une taie opaque, d'épaisseur et d'étendue variables suivant la grandeur de l'ulcération. Elle peut même occuper toute la surface de la cornée, si bien qu'on pourrait craindre au premier abord la perte complète de la vision. Mais chez le nouveau-né et dans les premiers mois de l'existence, les taies de la cornée, contrairement à celles qui surviennent plus tard, s'éclaircissent beaucoup et même sont susceptibles de disparaître complètement, la cornée recouvrant peu à peu toute sa transparence. C'est là un point sur lequel il était important d'insister.

Conjonctivites purulentes non gonococciques. — La conjonctivite blennorrhagique débute, nous l'avons vu, le deuxième ou le troisième jour après la naissance, beaucoup plus rarement le quatrième ou le cinquième jour. Cette précocité du début est de toute importance, tant pour le diagnostic que pour le pronostic. Une conjonctivite purulente dont le début est tardif a beaucoup plus de chances pour ne pas être blennorrhagique. C'est là un point sur lequel Haab un des premiers avait bien insisté. Druais, dans une thèse récente, inspirée de Morax, est revenu sur cette question. Il arrive aux conclusions suivantes : une ophtalmie qui débute dans les cinq premiers jours après la naissance a autant de chances d'être gonococcique que non gonococcique. Par contre, une ophtalmie à début tardif, septième jour et au delà, n'est vraisemblablement pas de nature blennorrhagique. Dans tous les cas, il s'agit alors d'une *infection tardive*, postérieure à l'accouchement, et l'évolution est généralement plus bénigne.

Cette conjonctivite peut être la conséquence d'une infection gonococcique tardive, mais le plus généralement elle est due au pneumocoque, quelquefois au staphylocoque, au streptocoque, au bacille de l'influenza, voire même au bactérium coli (Axenfeld).

Il en est de même chez l'adulte et toute conjonctivite purulente n'est pas nécessairement blennorrhagique. Toute conjonctivite aiguë peut devenir purulente, aussi peut-on craindre tout d'abord une infection par le gonocoque, mais la marche de l'affection, qui revêt rarement une intensité aussi grande et surtout une durée aussi prolongée, et avant tout l'examen microscopique de la sécrétion, permettront le diagnostic.

Traitement. — 1° Traitement prophylactique. — Il doit être avant tout *prophylactique* et tout individu atteint de blennorrhagie sera prévenu du danger d'infection auquel il est exposé. Chez l'enfant, on cherchera à éviter l'infection au moment de la naissance par la désinfection complète et répétée du vagin au moyen de lavages au sublimé à 0,25 pour 1000.

Aussitôt la naissance, et *avant la ligature du cordon*, les paupières de l'enfant seront nettoyées et on instillera dans chaque œil une goutte d'un collyre au nitrate d'argent à 1 pour 150 (méthode de Crédé). Enfin, chez l'adulte, lorsque l'un des yeux est pris, on cherchera à protéger l'autre au moyen d'un bandeau occlusif, en ménageant au milieu du bandeau une ouverture dans laquelle on place un verre de montre pour permettre au sujet de voir. L'instillation d'un collyre au nitrate d'argent dans l'œil sain est encore une sage précaution.

2° Traitement curatif. — Une fois l'affection constituée, il importe d'intervenir par un traitement énergique.

En effet, un *traitement* intensif *institué dès le début* et soigneusement dirigé atténue beaucoup la gravité de la conjonctivite blennorrhagique. Alors que chez l'adulte il est souvent impossible de prévenir la perforation de la cornée, alors même que le traitement a été institué dès les premières heures après le début de l'affection et très soigneusement dirigé, chez le nouveau-né, au contraire, on peut dire sans trop exagérer qu'une issue funeste de la conjonctivite blennorrhagique est presque toujours la conséquence d'un traitement mal dirigé ou institué trop tard. On ne saurait donc apporter trop d'attention aux soins à donner à l'enfant en pareil cas.

On commencera tout d'abord par nettoyer soigneusement les paupières au moyen de tampons d'ouate hydrophile trempés dans la solution d'oxycyanure à 0,10 centigr. pour 1000, ou plus simplement dans une solution très étendue de permanganate de potasse. Il est important de ne pas employer de solutions trop fortes ; on ne dépassera pas 0,15 à 0,20 centigr. par litre et les lavages seront très fréquemment répétés toutes les trois, toutes les deux et même s'il le faut toutes les heures, de manière à ce que le pus ne séjourne jamais entre les paupières. Après la toilette de la face antérieure et des bords palpébraux, ceux-ci seront écartés avec douceur entre le pouce et l'index en ayant soin de ne pas presser sur le globe oculaire et, à l'aide d'un tampon d'ouate hydrophile imbibé de la solution, on fera couler celle-ci entre les paupières. Le laveur de Kalt convient parfaitement. C'est un petit tube en verre adapté à un bock irrigateur et dont l'extrémité est mousse et étalé en forme de pavillon. Elle est introduite avec précaution entre les paupières en ayant bien soin de ne pas traumatiser la cornée, et on fait passer chaque fois un quart ou un demi-litre de la solution. Il est important, on ne saurait trop le répéter, de ne pas employer de solutions trop fortes. J'ai vu en ville une conjonctivite purulente revêtir le caractère de conjonctivite à fausses membranes par suite de l'emploi du permanganate de potasse en solution trop concentrée. La solution à 1 pour 5 ou 6000 est parfaitement suffisante.

Après le lavage du matin et du soir on instillera, si la sécrétion est abondante, une goutte d'un collyre au nitrate d'argent à 1 et même à 2 p. 100. Mieux vaut ne pas dépasser cette dose de 2 p. 100 ; dans les formes modérées, la solution à 1 p. 100 est suffisante.

Puis, lorsque la sécrétion purulente diminue d'intensité, les instillations seront pratiquées seulement une fois par jour.

Bien des sels ont été proposés pour remplacer le nitrate d'argent dont l'action est toujours assez irritante : protargol, argyrol, etc.... On peut s'en contenter dans les cas tout à fait bénins, ou lorsque l'affection est à son déclin et évolue vers la guérison, mais à l'heure actuelle il serait téméraire de vouloir renoncer au nitrate d'argent, qui demeure le seul traitement spécifique de la conjonctivite purulente. Son emploi serait continué, alors même que surviendraient des complications cornéennes. Diverses éventualités peuvent alors se présenter et nécessiter une thérapeutique spéciale, mais d'une manière générale l'apparition des lésions de la cornée ne constitue pas une contre-indication à l'emploi du nitrate d'argent. Seule l'apparition de fausses membranes en doit faire cesser l'usage. D'une manière générale, les conjonctivites à fausses membranes sont surtout la conséquence de la diphtérie et la conjonctivite diphtérique est le type de la conjonctivite à fausses membranes. Elle nécessite un traitement spécial. Mais en dehors de la diphtérie, on peut observer des fausses membranes au cours de toutes les conjonctivites et en particulier dans la conjonctivite purulente. C'est une complication fâcheuse. Au point de vue du traitement, on se rappellera que toutes les fois que des fausses membranes apparaissent, il faut suspendre l'emploi de tout agent irritant et en particulier l'usage du nitrate d'argent. On se bornera alors aux lavages et à l'emploi de pommades très faiblement antiseptiques.

III. — CONJONCTIVITES A FAUSSES MEMBRANES

La forme la plus habituelle est réalisée par la conjonctivite diphtérique. Mais le bacille de Klebs-Lœffler ne doit pas toujours être incriminé, et d'autres agents pathogènes peuvent déterminer l'apparition de fausses membranes. Quelle que soit d'ailleurs sa cause, cette variété ne se rencontre que chez les jeunes enfants.

Aspect clinique. — Les deux grands symptômes caractéristiques de toute conjonctivite : injection et sécrétion font ici défaut, tout au moins la sécrétion, qui est nulle ou à peine marquée.

La rougeur n'est pas très considérable, mais ce qui frappe est la présence à la surface de la muqueuse d'une *fausse membrane* d'un blanc grisâtre, siégeant sur la portion tarsienne de la conjonctive. Suivant son siège, on distingue deux types cliniques : la forme *superficielle*, ou légère, et la forme *interstitielle* ou grave.

Forme légère. — La fausse membrane *se laisse facilement détacher* avec un tampon d'ouate ou une pince. Au-dessous la muqueuse est rouge, saignante, et les fausses membranes se reproduisent rapidement. Puis ces membranes s'éliminent peu à peu et, après deux ou trois semaines, la guérison se fait régulièrement.

Il y a peu d'engorgement ganglionnaire; l'état général reste bon.

Forme grave. — Dans la *forme grave*, ou interstitielle, les paupières sont très gonflées, dures, de *consistance ligneuse*. Lorsqu'on arrive à les retourner, ce qui est difficile, la muqueuse se montre recouverte d'un exsudat blanc grisâtre très adhérent et ne se laissant pas enlever. La sécrétion est insignifiante.

L'enfant est abattu, la température élevée et les ganglions préauriculaires et sous-maxillaires sont augmentés de volume et douloureux.

Le pronostic est toujours sérieux. Le pronostic

général est celui de la diphtérie. Toutefois, il est intéressant de noter que les complications générales sont ici très rares. C'est ainsi que la paralysie du voile du palais n'a été rencontrée qu'une fois. La complication locale la plus redoutable est l'apparition d'une kératite : la lésion cornéenne survient presque toujours comme complication d'une conjonctivite grave et apparait deux ou trois jours après le début. Il se fait en un point une infiltration; la cornée devient grisâtre, perd son éclat, mais reste lisse. Puis l'infiltration peut s'étendre rapidement à toute l'étendue de la cornée qui prend un aspect porcelanique.

La vision demeure abolie et plus tard la forme grave peut laisser des brides cicatricielles entre les parties bulbaire et palpébrale de la conjonctive.

Diagnostic et traitement. — Il est facile de reconnaître la conjonctivite à fausses membranes ; il suffit d'y regarder. Il n'en est pas de même du diagnostic de la cause de l'affection.

On pensera tout d'abord à la diphtérie, surtout en présence de la *dureté ligneuse* des paupières, de la supérieure en particulier, et de la *douleur* ; la coexistence de fausses membranes dans la gorge ou d'autres localisations de la diphtérie ne laissera aucun doute. En l'absence de ces dernières, l'examen microscopique de la sécrétion pourra montrer la présence du bacille de Klebs et la culture sur sérum coagulé montrera, après vingt-quatre heures, les petites colonies blanches caractéristiques. Mais il importe de ne pas perdre un temps précieux, et en cas de doute, et même avant tout examen, on fera le traitement par le sérum antidiphtérique.

En principe, on s'abstiendra de tout traitement local irritant. On se rappellera que, dans toute conjonctivite à fausses membranes, que celle-ci soit primitive ou consécutive à une conjonctivite purulente, tout ce qui convient à cette dernière est ici nuisible. On se contentera d'irrigations chaudes avec une solution boriquée très faible; la cornée sera protégée au moyen de la pommade iodoformée au centième.

L'enfant sera isolé et, avant même le résultat des cultures, on injectera dans le tissu cellulaire sous-cutané de l'abdomen 20 à 30 centimètres cubes de sérum; l'injection sera répétée, s'il y a lieu.

70433. — Imp. Lahure, 9, rue de Fleurus, Paris.

32. **Traitement de l'érysipèle de la face**, par MM. J. Castaigne, professeur agrégé à la Faculté de médecine de Paris, médecin des hôpitaux, et P. Fernet, assistant de dermatologie à l'hôpital Saint-Louis.
33. **Traitement de la paralysie générale**, par le Dr E. Gelma, médecin de l'Asile de Maréville, à Nancy.
34. **Traitement du tétanos**, par le Dr Bosc, ancien interne des hôpitaux de Paris, médecin-adjoint de l'hôpital de Tours.
38. **Le traitement des conjonctivites**, par le docteur F. Terrien, prof. agrégé à la Faculté de médecine, ophtalmologiste de l'hôpital des Enfants-malades.
39. **Les bains carbo-gazeux dans la pratique journalière (indications, technique, résultats)**, par le Dr A. Mougeot (Royat-les-Bains), ancien interne des hôpitaux de Paris.
41. **Traitement du cancer par les sels de quinine**, par le Dr J. Castaigne, professeur agrégé à la Faculté de médecine de Paris, médecin des hôpitaux.
42. **Les abcès de fixation**, par le Dr Jacques Carles, professeur agrégé à la Faculté de Bordeaux, médecin des hôpitaux.
44. **Le sérum du cheval normal (son utilisation en thérapeutique)**, par MM. Ch. Mongour, agrégé, médecin des hôpitaux, et Jean Fouquet, interne des hôpitaux de Bordeaux.
46. **L'hygiène pratique des contagieux**, par le Dr Maurice Perrin, professeur agrégé à la Faculté de médecine de Nancy.
47. **La cure de recalcification (sa technique, ses indications, ses résultats)**, par le Dr Emile Sergent, médecin de l'hôpital de la Charité (2e édition).
48. **Intervention médicale dans les empoisonnements**, par le Dr L. Mayet, docteur ès sciences, ancien interne des hôpitaux.
49. **L'instabilité thyroïdienne infantile**, *étude clinique et thérapeutique*, par le Dr Léopold Lévi, ancien interne lauréat des hôpitaux.
51. **Étude clinique des phlébites utéro-pelviennes au cours de la puerpéralité**, par le Dr Cyrille Jeannin, professeur agrégé à la Faculté de médecine de Paris, accoucheur des hôpitaux.
53. **Les injections sous-cutanées et les lavements d'oxygène**, par le Dr Félix Ramond, médecin des hôpitaux de Paris.
55. **L'injection intra-trachéale vraie à haute dose et la trachéo-fistulisation**, par le Dr Georges Rosenthal, docteur ès sciences, ancien chef de clinique à la Faculté, lauréat de l'Institut et de l'Académie de médecine.
59. **La pratique de la médication ocytocique**, par le Dr G. Keim, ancien interne des hôpitaux de Paris.
60. **Les néphrites chroniques hématuriques**, par le professeur agrégé J. Castaigne, médecin des hôpitaux.
61. **Sérothérapie des néphrites (indications et utilisation du sérum rénal de chèvre en thérapeutique)**, par MM. le docteur J. Teissier, professeur de clinique et le docteur Lucien Thévenot, professeur agrégé à la Faculté de médecine de Lyon.
62. **La sérothérapie antitétanique**, par le prof. agrégé J. Castaigne, de Paris.
63. **Le traitement de la coqueluche**, par le professeur agrégé Maurice Perrin et le Dr Alfred Hanns, de Nancy.
64. **L'hypertension artérielle au cours des néphrites chroniques urémigènes**, *ses modalités cliniques, son traitement*, par le professeur agrégé J. Castaigne.
67. **Diagnostic et traitement des épanchements pleuraux chez les cardiaques**, par le docteur H. Paillard, de Paris.

www.ingramcontent.com/pod-product-compliance
Lightning Source LLC
LaVergne TN
LVHW050509160826
845677LV00003B/1021